ÉTUDE

SUR LES

HÉMORRHAGIES INTERNES

CONSÉCUTIVES

A LA

PONCTION DE QUELQUES CAVITÉS CLOSES

> ... Une simple piqûre est déjà
> une porte ouverte à la mort
> (VELPEAU.)

PAR

Léon TAUFFLIEB
Docteur en médecine de la Faculté de Paris,
Externe des hôpitaux,
Médaille de bronze de l'Assistance publique.

PARIS
A. PARENT, IMPRIMEUR DE LA FACULTÉ DE MEDECINE
29-31, RUE MONSIEUR-LE-PRINCE, 29-31,

1879

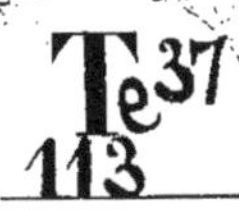

ÉTUDE

SUR LES

HÉMORRHAGIES INTERNES

CONSÉCUTIVES

A LA

PONCTION DE QUELQUES CAVITÉS CLOSES

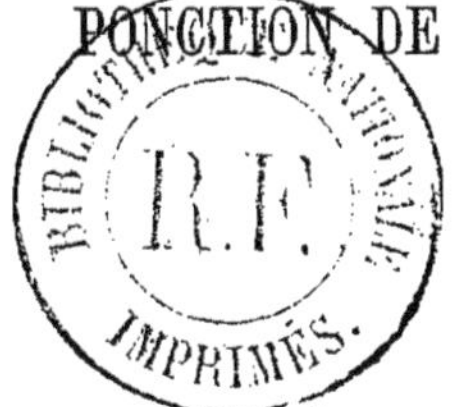

... Une simple piqûre est déjà
une porte ouverte à la mort
(VELPEAU.)

PAR

Léon TAUFFLIEB
Docteur en médecine de la Faculté de Paris,
Externe des hôpitaux,
Médaille de bronze de l'Assistance publique.

PARIS
A. PARENT, IMPRIMEUR DE LA FACULTÉ DE MEDECINE
29-31, RUE MONSIEUR-LE-PRINCE, 29-31,

1879

A LA MÉMOIRE D'UN PÈRE VÉNÉRÉ

A MA BONNE MÈRE

A MES SŒURS

A MON ONCLE

M. AUGUSTE TAUFFLIEB

Reconnaissance et dévouement.

A MA FAMILLE

A MES AMIS

A MES MAITRES DANS LES HOPITAUX

A M. LE DOCTEUR GUIBOUT

Externat 1876.

A M. LE DOCTEUR RIGAL

et

A M. LE DOCTEUR DUGUET

Externat 1877.

A MON CHER MAITRE

M. LE DOCTEUR TILLAUX

Externat 1878

A MON PRÉSIDENT DE THÈSE

M. LE PROFESSEUR VERNEUIL

ÉTUDE

SUR LES

HÉMORRHAGIES INTERNES CONSÉCUTIVES

A LA

PONCTION DE QUELQUES CAVITÉS CLOSES

INTRODUCTION.

L'idée de donner issue aux liquides accumulés dans les cavités de l'économie est aussi ancienne que l'histoire de la médecine. Les anciens ouvraient le scrotum dans l'hydrocèle, l'abdomen dans l'ascite, la poitrine dans l'empyème. (Hippocrate, *De morbis*, lib. I, lib. III; *De internis affectionibus*, sect. V). La perforation à l'aide du fer rouge, les larges incisions, tels étaient les procédés alors mis en usage.

L'invention du trocart au commencement du XVIIe siècle, et de nos jours celle des appareils aspirateurs, ont rendu presque banale l'opération qui consiste à évacuer les épanchements liquides. Cependant cette opération n'est pas tout à fait inoffensive. Elle peut être suivie de certains accidents parmi lesquels il n'est pas rare de voir survenir l'hémorrhagie.

Cette complication est signalée par beaucoup d'auteurs, mais en raison sans doute de sa rareté, ils ne lui consacrent en général que quelques lignes.

Notre savant maître M. Tillaux ayant eu l'occasion d'observer dans sa pratique civile deux faits de ce genre très-intéressants, nous engagea à rechercher les diverses observations analogues existant dans la science, et à en faire le sujet de notre thèse inaugurale.

Nous n'avons trouvé aucun travail se rapportant à notre sujet dans les nombreuses thèses que nous avons parcourues ; il nous a donc fallu passer en revue de nombreux recueils et publications pour rassembler les diverses observations qui servent de base à cette étude.

Nous publions plusieurs faits inédits. Deux d'entre eux nous sont fournis par M. Tillaux, un autre nous a été communiqué par M. Millard, nous en devons un dernier à l'obligeance de M. le Dr Daupley ; que ces messieurs veuillent bien accepter l'expression de notre gratitude.

Qu'il nous soit permis ici de présenter nos remercîments à notre excellent maître M. Tillaux pour la bienveillance qu'il n'a cessé de nous témoigner.

DÉFINITION.

Dès le début, nous éliminons de notre sujet les hémorrhagies qui reconnaissent pour cause, soit la piqûre d'un vaisseau extérieur à la cavité, soit la lésion d'un organe contenu dans celle-ci ou dans son voisinage. Tous les auteurs ont cité le fait de la blessure de l'artère épigastrique dans la ponction de l'ascite (Bellocq); la piqûre même de la rate par la pointe du trocart (Smueker). Ces accidents peuvent être évités par la prudence de l'opérateur.

Nous avons pensé qu'il serait plus intéressant de restreindre notre sujet à l'étude des cas où l'hémorrhagie se fait à l'intérieur de la cavité par un mécanisme que nous examinerons à l'article pathogénie.

Le fait que nous étudions est le suivant: On ponctionne un épanchement situé dans une cavité close (thorax, abdomen, kystes, etc.); le liquide sort avec ses caractères ordinaires, particuliers à chaque épanchement. Vers la fin de l'opération il devient sanguinolent, tache le linge en rose, peu à peu la coloration rouge s'accentue, bientôt c'est du sang pur qui s'écoule par la canule.

Cette courte description indique que nous n'entendons pas parler des faits où le sang sort dès le début, mélangé à la sérosité évacuée, comme on l'observe dans les épanchements hémorrhagiques ; dans le cas, par exemple, de cancer ou de tuberculose de la plèvre, du péritoine.

L'hémorrhagie dont nous parlons est plus ou moins

considérable ; lorsqu'elle s'effectue dans une grande cavité comme le péritoine ou un kyste ovarique, elle se manifeste par les symptômes de l'hémorrhagie interne et peut être rapidement mortelle. C'est là assurément une terminaison à laquelle on est loin de s'attendre lorsqu'on pratique la paracentèse, opération jugée généralement inoffensive, bien qu'elle ne soit pas « un coup d'épée dans l'eau », comme le dit J.-L. Petit de la ponction vésicale.

La possibilité d'un accident aussi grave justifie certes les craintes exprimées par Velpeau en parlant de la ponction des kystes de l'ovaire : « J'ai, dit-il, un bon nombre de faits observés, tant dans ma pratique civile qu'à l'hôpital, où j'ai vu la mort suivre la ponction simple des kystes de l'ovaire. C'est une chose bien importante à signaler et bien propre à faire voir combien il est toujours dangereux de toucher au corps humain. Ce fait démontre qu'une simple piqûre est déjà une porte ouverte à la mort. »

Cette issue funeste est heureusement rare, et nous ne venons pas ici faire le procès à l'intervention chirurgicale dans les cas de ce genre. Nous ne voulons qu'appeler l'attention sur une série de faits intéressants, afin de pouvoir en déduire quelques considérations pratiques.

DIVISION.

Nous allons passer successivement en revue, et dans l'ordre suivant, les diverses cavités closes où l'on a observé l'hémorrhagie consécutive à la ponction.

Chapitre I. — Cavité pleurale.

Chapitre II. — Cavité péritonéale.

Chapitre III. — Kystes de l'ovaire.

Chapitre IV. — Kystes du corps thyroïde.

Nous donnerons quelques détails d'anatomie pathologique, surtout en ce qui concerne la distribution des vaisseaux à la surface interne de la cavité, lorsque ces notions contribueront à élucider la question de la pathogénie.

Chapitre V. — Pathogénie.

Enfin dans un dernier chapitre nous dirons quelques mots sur la conduite à tenir par le chirurgien lorsqu'il se trouve en présence de l'accident qui fait l'objet de ce travail.

CHAPITRE PREMIER.

CAVITÉ PLEURALE.

Lorsqu'on enlève de la cavité pleurale une certaine quantité de liquide au moyen de l'appareil aspirateur, on arrive, non seulement à faire disparaître l'excès de pression qui s'y trouvait, mais encore à y créer quelquefois une tension négative. C'est ce que prouvent les recherches manométriques faites par M. Leyden (1) sur l'état de la pression intra-thoracique avant et après la ponction, recherches dont on doit la première idée à M. Peyrot (2).

On peut se demander si l'aspiration n'entre pas pour une certaine part dans la production des accidents qui succèdent rarement il est vrai à l'opération de la thoracentèse. Bien loin de vouloir incriminer la méthode aspiratrice dans le cas particulier, nous ne cherchons qu'à la ramener aux règles établies par son fondateur M. le Dr Dieulafoy. Il considère, en effet, comme une faute grave de vouloir vider en une seule fois le liquide épanché. « Il est, dit-il (3), insignifiant de laisser quelques grammes de liquide dans la plèvre, tandis qu'il pourrait être préjudiciable de pousser trop loin l'aspiration. »

Faisons remarquer, en passant, que les accidents consécutifs à la thoracentèse sont de bien vieille date, comme

(1) Manometrische Messungen über den Druck bei Punctionen des Thorax, resp. des Abdomen. Charité-Annalen, 1878.

(2) Archives de physiologie, 1876.

(3) Traité de l'aspiration des liquides morbides, p. 322.

le témoigne cet aphorisme d'Hippocrate (livre VI, n° 27). « Ceux qui ont de l'eau ou du sang dans la poitrine succombent, lorsqu'on évacue tout le liquide à la fois. »

Anatomie pathologique. — Nous n'avons pas l'intention de décrire l'anatomie pathologique de la pleurésie en général, nous nous arrêterons seulement à quelques particularités concernant les modifications que peut subir la face interne de la cavité pleurale siège d'un épanchement.

La pleurésie amène avec elle des exsudats solides de deux sortes : les fausses membranes produits temporaires, toujours inaptes à l'organisation, et les néomembranes produits de formation conjonctive, susceptibles de s'organiser et de se vasculariser. Ces dernières peuvent donner lieu à des hémorrhagies même spontanées et participer à toutes les altérations de l'organisme dont elles font partie.

D'après M. Cornil, les fausses membranes purement fibrineuses n'ont pas la même influence sur la rétraction du tissu pulmonaire, que celles qui renferment du tissu conjonctif. Quand elles ne sont constituées que par la fibrine, les fausses membranes peuvent se résorber et le poumon reprendre toute son ampleur. Quand au contraire il existe dans la plèvre du tissu conjonctif susceptible de rétraction, il en est tout autrement. C'est là ce qui peut se présenter dans les épanchements purement séreux. On note alors un épaississement de la plèvre qui, bien que très léger, suffit pour empêcher le poumon de se dilater à nouveau

Les adhérences consistent : tantôt en lames qui unissent intimement, sur une étendue plus ou moins grande, une partie des feuillets séreux ; tantôt en brides qui cloisonnent la cavité. Dans certains cas enfin, des cloisons continues encapuchonnent pour ainsi dire le poumon rétracté, qui perd son élasticité.

Une autre cause susceptible d'empêcher à un moment donné l'expansion du poumon et indiquée par M. le professeur Brouardel (1), est la pneumonie interstitielle qui peut survenir par suite de l'extension de l'inflammation pleurale au tissu pulmonaire lui-même, et qui met obstacle à la dilatation du parenchyme.

Toutes ces conditions peuvent donc contribuer à l'établissement d'une tension intra-négative à la fin de la ponction pratiquée avec les appareils aspirateurs. Dans quelle mesure celle-ci influera-t-elle sur la production de l'hémorrhagie ?

On ne peut pas admettre que seule elle suffise à occasionner une rupture des capillaires. On a observé, en effet, des hémorrhagies lorsqu'on ne se servait pas de la méthode aspiratrice et que par conséquent on ne pouvait pas invoquer une pression intra-pleurale.

La part que nous croyons devoir assigner à cette dernière est la suivante. Les extravasations sanguines qu'on peut observer à la fin de la ponction reconnaissent pour causes, comme nous essayerons de le démontrer au chapitre de la pathogénie, soit la piqûre du poumon par le trocart, soit la déchirure des fausses membranes à la suite de quintes de toux ou du déplissement des deux feuillets de la plèvre, partiellement accolés par les produits de nouvelle formation. Or, ces lésions se produisant dans une cavité où il existe un certain degré de tension négative, il est logique d'admettre que le sang trouvera ici une plus grande facilité à s'extravaser que dans une cavité où la pression serait égale à la pression atmosphérique.

C'est là tout le rôle qu'on peut faire jouer à la théorie iatro-mécanique de l'hémorrhagie ex vacuo.

(1) Note présentée à la Société médicale des hôpitaux, 1871.

Si les auteurs parlent fréquemment de l'arrivée de quelques gouttes de sang à la fin de la thoracentèse, ils ne signalent par contre que rarement des faits où il s'est produit une hémorrhagie d'une certaine abondance. Les nombreuses publications et thèses traitant de cette opération ne nous ont fourni que peu d'indications à ce sujet:

Voici ce qu'en dit M. Castiaux dans un excellent travail (1) : « J'ai observé souvent l'écoulement de sang vers la fin de l'opération. Tantôt le sang ne fait que colorer plus ou moins fort les derniers cent grammes de liquide, tantôt il s'écoule pur ; quand la sérosité n'est que teintée en rouge, on peut continuer l'évacuation sans crainte, mais si le sang s'écoule pur il vaut mieux arrêter l'opération. M. Guyot a donné communication à la Société de médecine des hôpitaux d'un fait dans lequel le sang continua à s'écouler dans la plèvre après l'opération. Malgré cela la malade guérit. ».

Trousseau déjà dans ses cliniques fait allusion à cet accident. « Vers la fin de l'opération, dit-il, le liquide qui s'écoule par la canule présente généralement des changements dans sa coloration. La sérosité est teintée en rouge par son mélange avec du sang, et très fréquemment c'est du sang presque pur.

Nous donnons ici quelques observations puisées à différentes sources.

Observation I. — Clinique de Trousseau, t. I.

Caroline G..., âgée de 8 ans, d'un tempérament lymphatique, mais ordinairement bien portante, se plaignait déjà depuis plusieurs

(1) Documents pour servir à la méthode aspiratrice. Thèse, 1873.

semaines de ne pouvoir prendre part aux jeux de ses compagnes. M. Dumontpallier fut consulté. Il constata une dyspnée très apparente, quoique la malade ne se plaignît pas et restât couchée dans le décubitus dorsal. En examinant la poitrine, on était frappé de la déformation de la cage thoracique. Du côté gauche, les dernières côtes étaient proéminentes en avant et décrivaient une ligne convexe plus élevée que celle qui était formée par les côtes correspondantes du côté droit. La respiration costale ne semblait se faire que du côté droit. Il existait évidemment un épanchement pleurétique considérable du côté gauche.

Tous deux nous fûmes d'avis de pratiquer la paracentèse de la poitrine. Séance tenante, je pratiquai moi-même l'opération. Elle fut peu douloureuse et donna issue à de la sérosité parfaitement limpide et qui d'abord d'un jaune verdâtre se colora vers la fin en rouge, puis il s'écoula plusieurs cuillerées de sérosité ressemblant à du sang vermeil tout à fait pur. Nous retirâmes la canule et nous procédâmes au pansement en fermant la plaie à l'aide d'un petit morceau de diachylum. La quantité de liquide évacuée pesait 670 grammes. Dix jours après la ponction on envoyait l'enfant à la campagne, et un mois après elle avait repris sa bonne santé.

Et Trousseau ajoute :

On peut expliquer cet écoulement de sang par la lésion des petits vaisseaux qui entrent dans la composition des fausses membranes en voie d'organisation. Sous l'influence des efforts de toux et consécutivement à la dilatation du poumon, ces fausses membranes se déchirent, et c'est à cette déchirure qu'il faut attribuer, non seulement la petite hémorrhagie dont il est question, mais encore les douleurs parfois assez vives accusées par les malades. On peut encore expliquer l'écoulement du sang en supposant qu'au moment où le poumon se déplisse, la plèvre intimement soudée aux fausses membranes se sépare violemment en quelques points du poumon ou des côtes, de telle sorte que quelques-uns de ses vaisseaux se trouvent ainsi déchirés.

Obs. II. — Moynier, Bulletin de thérapeutique, 1860.

Louis C..., âgé de 13 ans, constitution faible, a eu pendant son enfance de nombreuses maladies. Le 7 mai, il vient consulter le Dr Burq, se plaignant d'une diminution de son appétit depuis quatre ou cinq jours, de quintes de toux et d'une légère fièvre qui le prenait le soir. On constate un épanchement considérable du côté gauche de la poitrine. M. Trousseau, appelé par son confrère, en présence de l'abondance de l'épanchement, regarde la ponction comme urgente, car la matité s'étendait depuis la base de la poitrine jusqu'à la fosse sus-épineuse en arrière, et jusqu'à la clavicule en avant. M. Trousseau envoya le malade dans son service à l'Hôtel-Dieu. Je pratiquai dès le lendemain la ponction de la poitrine, suivant la méthode de mon maître, la canule du trocart étant garnie de baudruche, comme l'a conseillé M. Reybard, et je pus extraire deux litres de sérosité citrine. A mesure que le liquide s'écoulait et que le poumon se déplissait, il survenait des efforts de toux et le liquide changeait de nature. La sérosité devint sanguinolente, et enfin il sortit du sang pur. Je retirai la canule et fermai la petite plaie avec un peu de diachylum. A mesure que le liquide sortait, le cœur, qui avait été déplacé, revenait à sa situation normale; la sonorité et le murmure vésiculaire reparaissaient. Après l'opération, il y eut une tendance à la syncope et quelques quintes de toux qui se renouvelèrent jusque dans la soirée. Le 14, la guérison de l'enfant était complète.

Voici ce qu'ajoute l'auteur : « Quelle que soit la cause de l'hémorrhagie, elle se rencontre fréquemment et devient un signe d'arrêter l'opération et de retirer la canule.

Note de M. Proust, Société médicale des hôpitaux, mai 1872.

J'ai eu l'occasion de constater tout dernièrement une hémorrhagie chez un malade où l'existence de sérosité dans la cavité pleurale n'était pas douteuse, puisque au premier abord il s'en est écoulé, puis du sang est arrivé ; l'aspiration a été suspendue, puis l'opération a été recommencée. D'abord il s'est écoulé de la sérosité, puis du sang. On ne peut pas attribuer ce résultat à la piqûre du poumon, puisque j'ai fait fabriquer un trocart modifié dans lequel on peut retirer la pointe après avoir pénétré dans la plèvre, en ne laissant que la canule en place.

Thèse de Lafosse.

Accidents imputés à la thoracentèse, 1872.

En 1869 se trouvait dans la salle de M. Desnos, à Saint-Antoine, un jeune homme de 25 ans, affecté d'une pleurésie du côté droit. On fit la thoracentèse avec un trocart ordinaire. Environ un litre de sérosité avait déjà été évacué quand, subitement, le liquide devint rougeâtre, sanguinolent, et conserva cet aspect jusqu'à la fin.

Voici la note de M. Guyot (Société médicale des hôpitaux, 1872) dont nous parlons plus haut:

Depuis que je me sers pour faire la thoracentèse des aspirateurs, il m'est arrivé un jour, en me servant de l'appareil de M. Regnard dans un cas de pleurésie séreuse, dans la convalescence d'une fièvre typhoïde, l'accident suivant : je tirai d'abord quelques cuillerées de liquide purulent, puis vint du sang pur. Je suspendis l'opération, mais l'épanchement sanguin continua à se faire dans la plèvre, son niveau s'éleva beaucoup. Je fus très inquiet, mais aujourd'hui il n'y a plus d'inquiétude et le malade est en voie de guérison.

Dans sa note (Soc. méd. des hôp., 1872) sur la pneumonie interstitielle consécutive aux épanchements pleuraux, M. Brouardel ajoute ceci :

« Dans une thoracentèse pratiquée avec l'aspirateur Dieulafoy, après quatre seringues de liquide séro-fibrineux, l'aspiration en a donné une de liquide sanguinolent. La pleurésie était récente, et le malade a bien guéri. Je crois que dans ce cas l'hémorrhagie doit être attribuée à la rupture des vaisseaux des fausses membranes dont on connaît histologiquement et cliniquement la fragilité. Il y a donc possibilité d'une hémorrhagie à la fin de la thoracentèse pratiquée par les appareils aspirateurs, alors, peut-être, que l'épuisement du liquide a été poussé trop loin.

Le pronostic des hémorrhagies consécutives à la thoracentèse est en général assez bénin et ne donne lieu à aucun accident particulier. On s'est demandé si le mélange du sang à la sérosité contenue dans la plèvre pouvait contribuer à transformer un épanchement séreux en épanchement purulent.

Les quelques observations qui précèdent ne permettent pas de conclure à cette dernière hypothèse.

CHAPITRE II.

CAVITÉ ABDOMINALE.

La cavité abdominale peut être le siège d'épanchements séreux se produisant sous l'influence de causes diverses. Tous les auteurs ont signalé certains accidents tels que la syncope, la péritonite, consécutifs à leur évacuation par la ponction. Mais ils ne mentionnent pas l'hémorrhagie qui peut se faire dans la cavité abdominale. La raison en est due sans doute à l'extrême rareté de ces faits; pour notre compte, nous n'avons trouvé que fort peu de chose à ce sujet, dans nos recherches bibliographiques.

S'il est une série de faits qui devaient se prêter à la théorie iatro-mécanique de l'hémorrhagie consécutive aux ponctions, c'étaient assurément ceux qui concernent les grandes cavités comme l'abdomen. Quoi de plus frappant en effet que de voir une ponction d'ascite, opération cependant si commune, suivie d'une hémorrhagie interne assez abondante pour entraîner en peu d'heures la mort du malade ? Il semble tout naturel au premier abord de chercher ailleurs que dans la lésion directe d'un vaisseau de la paroi par la canule, la cause d'une extravasation sanguine à marche si rapide, et alors se présente la théorie si séduisante d'une hémorrhagie à la surface interne du péritoine par diminution de la tension intra-cavitaire.

Mais les faits de ce genre doivent être remis à l'étude

depuis les recherches si pleines d'aperçus nouveaux de M. le professeur Verneuil sur les rapports du traumatisme avec les maladies générales et les affections organiques graves. Il faut, en effet, tout en tenant grand compte du traumatisme porter surtout son attention sur l'état général du blessé, car la lésion se comportera différemment, suivant qu'il s'agira d'un cardiaque, d'un diabétique, d'un hépatique, d'un leucémique, etc. (1). On sait avec quelle facilité dans ces différents états se produisent des hémorrhagies à la suite de la moindre lésion, et combien souvent il est difficile de les arrêter.

Observation I. — (Inédite, communiquée par M. Tillaux.)

B..., âgé de 34 ans, bijoutier, était atteint d'une affection mitrale qui détermina la production d'une ascite considérable. Vers le 10 mai 1877, la gêne qu'éprouvait le malade était arrivée à un degré tel que M. Tillaux dut pratiquer une première ponction.

Celle-ci donna issue à une quinzaine de litres de liquide séreux ascitique.

On fit une légère compression sur l'abdomen, et peu de temps après le malade put sortir et vaquer à ses affaires, mais l'épanchement se renouvela rapidement, et deux mois environ après la première ponction une deuxième était devenue nécessaire, le malade ne pouvant plus se lever ni respirer que très difficilement. La ponction fut pratiquée dans les mêmes conditions que la première fois,

(1) Voyez thèse de Longuet. — Rapports du traumatisme avec les affections cardiaques, 1875. — Thèse de Faucher, 1877. — Influence des affections cardiaques sur le traumatisme. — Turquet, 1877. — Rapports du traumatisme avec les diathèses.

avec un trocart ordinaire et donna lieu à l'écoulement d'un liquide séreux analogue à celui de la première ponction.

Lorsqu'une dizaine de litres environ se furent écoulés, le liquide devint rosé sans qu'on pût en trouver l'explication dans un changement de direction imprimé à la canule. Sa coloration devint de plus en plus intense, d'un rouge vermeil, et le liquide qui s'écoula finit par être presque complètement du sang pur. M. Tillaux retira aussitôt la canule, pratiqua une compression ouatée sur le ventre, et soumit le malade à un repos absolu dans le décubitus dorsal. Mais trois heures plus tard le malade succombait avec tous les signes d'une hémorrhagie interne.

Il est évident qu'une fois la canule enlevée, l'hémorrhagie avait continué à se faire dans le péritoine.

L'autopsie, malheureusement, n'a pu être pratiquée.

Obs. II. — (Communication verbale de M. Millard.)

Madame R. ., marchande de vins, entre à l'hôpital Lariboisière, salle Sainte-Monique, en décembre 1876. M. Millard constate une affection mitrale, accompagnée d'une ascite énorme. On fit à la malade une ponction le jour de Noël de la même année. Celle-ci donna issue à plus de 25 litres de sérosité citrine. Vers la fin de l'opération on vit se modifier les caractères du liquide : il devint sanguinolent et bientôt il se produisit une véritable hémorrhagie. La canule fut retirée aussitôt.

Les symptômes inquiétants de l'hémorrhagie se calmèrent au bout de quelques instants, et cet accident n'eut d'autres suites pour la malade que de prolonger son séjour à l'hôpital. Elle en sortit au bout de quelque temps et put reprendre ses occupations. Elle mourut deux années après des suites de son affection cardiaque.

Obs. III. — (Friedreich, Archives de Virchow, 1878.)

Suzanne M..., domestique, âgée de 35 ans, entre à l'hôpital le 23 juin 1879.

On constate l'existence d'une insuffisance mitrale prononcée avec rétrécissement. Il existe une hypertrophie excentrique notable du cœur droit. L'impulsion cardiaque est irrégulière, le pouls très petit. Œdème des extrémités inférieures, ascite, urine albumineuse, L'ascite ayant augmenté, et s'étant compliquée d'un hydrothorax double produisant une grande gêne dans la respiration, on procède le 26 septembre à une première ponction du liquide.

Jusqu'au 4 février 1871, on renouvelle 16 fois la ponction ; il sort toujours une notable quantité de liquide verdâtre. On fait une dernière ponction le 4 février, elle est accompagnée d'une assez forte hémorrhagie. La malade succomba le 7 février dans le coma.

Autopsie. — On trouve dans la cavité abdominale une notable quantité de sérosité hémorrhagique de couleur noirâtre. Le feuillet pariétal ainsi que le feuillet viscéral du péritoine sont recouverts par une néomembrane continue, présentant çà et là un piqueté noirâtre et des suffusions hémorrhagiques récentes. Entre les diverses couches formées par les néo-membranes on trouve des plaques composées par des caillots. Les membranes se détachent assez facilement de la séreuse qui est injectée. Pas d'adhérences des intestins entre eux, ni avec la paroi abdominale.

Il était facile de voir que cette membrane qui tapissait tout le péritoine était composée de plusieurs feuillets unis entre eux. Les plus extérieurs, les plus rapprochés du péritoine par conséquent, paraissaient être les plus anciens. Les plus internes au contraire, les plus récents et doués d'une plus faible consistance. On peut donc parfaitement admettre que les néomembranes se sont formées de dehors en dedans, c'est-à-dire les plus récentes sur les plus anciennes. Elles étaient également remarquables par leur riche vascularisation et leur tendance aux ruptures hémorrhagiques.

Cette observation indique une cause d'hémorrhagie toute spéciale, pouvant s'observer dans les cas d'épanchements séreux consécutifs à une péritonite chronique accompagnée de fausses membranes vasculaires. Il paraît évident que dans ce cas il y a eu une déchirure des fausses membranes par la pointe de la canule.

Nous donnons ici deux observations où se montre manifeste l'influence de l'état général sur le traumatisme.

Obs. IV. — Communication de M. Verneuil au Congrès de Bruxelles, 1875, in thèse de Longuet.

Cirrhose. — Ascite. — Ponction abdominale. — Mort rapide. — Enorme infiltration sanguine sous-péritonéale.

Un homme de 25 ans était atteint de cirrhose et d'ascite. La ponction étant nécessaire, j'en fus chargé et l'exécutai avec le soin qu'on met à ses premières opérations. Quelques heures après, à ma visite du soir, je trouvai mon patient dans le plus triste état : pâleur extrême du visage, pouls à peine perceptible, ventre ballonné, très sensible au toucher, nausées, défaillances, etc. La mort survint dans la nuit, moins de vingt heures après la paracentèse.

Je fis l'autopsie avec la plus grande attention. Contre mon attente il n'y avait pas de péritonite, à peine restait-il un litre de liquide ascitique dans la cavité séreuse. En revanche, entre le péritoine et les muscles abdominaux du côté ponctionné, on constatait une infiltration sanguine énorme qui se prolongeait dans la cavité du grand et du petit bassin, ayant partout décollé la face profonde de la séreuse et formant en plusieurs points une couche de 4 à 5 centimètres d'épaisseur. Le sang était coagulé et n'avait en aucun point pénétré dans la cavité abdominale. Aucun viscère n'avait été blessé par le trocart.

Le foie cirrhosé au plus haut degré avait à peine le volume de deux poings d'adulte. La mort était due sans aucun doute à une hémorrhagie interne, car la quantité de sang sorti des vaisseaux dépassait 1,500 grammes. Je fis de la paroi abdominale une dissection très minutieuse pour découvrir le vaisseau blessé, mais cette recherche fut vaine, car je retrouvai l'artère épigastrique et ses branches tout à fait indemnes. Je n'avais pas blessé davantage l'une des grosses veines qui en cas de cirrhose sillonnent la paroi abdominale. L'hémorrhagie provenait certainement d'un vaisseau de petit calibre, mais dans lequel l'hémostase ne s'était point effectuée.

Obs. V (résumée). — (Ollivier et Ranvier. Arch. de physiologie, 1869.) — Leucocythémie splénique. — Tuberculose miliaire abdominale. — Ascite. — Hémorrhagie interne à la suite de la paracentèse.

Le 28 février est admis à l'hôpital Saint-Antoine le nommé Fournet (Alphonse), âgé de 40 ans, menuisier.

Etat actuel : teinte terreuse de la face, pâleur du reste des téguments. Amaigrissement notable, raideur des membres inférieurs, abdomen distendu d'une façon considérable et uniforme, veines souscutanées très-apparentes, surtout au niveau du flanc gauche, épanchement ascitique avec tympanite intestinale.

Dans le flanc gauche tumeur volumineuse constituée par la rate.

Rien d'anormal au cœur, souffle intermittent dans les vaisseaux du cou.

Le sang examiné au microscope renferme autant de globules blancs que de globules rouges.

L'urine ne contient ni albumine, ni sucre.

Le 5 mars. Douleurs dans l'hypochondre gauche, épistaxis.

Le 14. L'ascite a notablement augmenté.

Le 17. La paracentèse est devenue nécessaire.

On retire 6 litres de sérosité citrine.

Le 19. Le liquide se reproduit en partie.

Epistaxis abondantes.

Le 25. La distension de l'abdomen est telle et la dyspnée si considérable, qu'une deuxième ponction est devenue nécessaire. Il s'écoule 7 litres de liquide parfaitement transparent.

Cinq jours après, le 31, le malade s'est refroidi pendant la nuit. Vers 2 heures du matin il est pris de frisson, à 9 heures nouveau frisson. Les traits sont notablement altérés.

Vers 11 heures du matin le malade demande un bouillon, et au moment où il cherche à s'asseoir pour le prendre, on le voit s'affaisser brusquement. Il était mort.

Autopsie. — Vingt-quatre heures après la mort.

Abdomen. A l'ouverture de la cavité abdominale, il s'écoule une grande quantité de sérosité sanguinolente. Au niveau de la piqûre faite pour la dernière paracentèse, on voit un énorme caillot rougeâtre se prolongeant dans la cavité du petit bassin.

Les intestins ne sont point adhérents entre eux, mais ils offrent ceci de particulier, que leur surface externe ainsi que celle du mésentère est parsemée d'un grand nombre de granulations miliaires semi-transparentes. Le péritoine pariétal est très épaissi et de plus parsemé de milliers de granulations offrant le caractère de granulations tuberculeuses.

Crâne. — Le sinus longitudinal supérieur et la portion horizontale du sinus latéral gauche renferment un caillot moitié noirâtre et moitié fibrineux.

Nous passons sous silence le reste de l'autopsie qui n'offre pas d'intérêt à notre point de vue.

CHAPITRE III

KYSTES DE L'OVAIRE

L'hémorrhagie qui peut survenir à la suite des ponctions des kystes de l'ovaire mérite bien de fixer l'attention ; la mort, en effet, a pu en être la terminaison, comme le témoignent quelques-unes de nos observations. Si ce fait n'est pas signalé par plusieurs auteurs de travaux estimés sur les maladies de l'ovaire, il a été bien décrit par Nélaton dans sa Pathologie chirurgicale.

« L'hémorrhagie, dit-il, peut résulter de la piqûre des vaisseaux volumineux qui rampent dans les parois de la tumeur et principalement dans son pédicule. Delpech redoutait cet accident d'une manière peut-être exagérée. Quoi qu'il en soit, voici ce qu'il n'est pas rare d'observer quand la plus grande partie du liquide est écoulée : une teinte rosée apparaît dans l'humeur qui continue de sortir. Cette teinte devient plus foncée, passe bientôt à la coloration rouge, et il s'écoule du sang pur ou presque pur. Nous avons plusieurs fois remarqué ce phénomène. Quand on verra sur la fin de l'opération la sortie du liquide s'accompagner d'un écoulement sanguin, on devra aussitôt enlever la canule et établir la compression de l'abdomen au moyen d'un bandage de corps ; cette conduite a toujours réussi à conjurer les accidents. »

Plusieurs de nos observations ne confirment pas le pronostic favorable émis par Nélaton au sujet de la terminaison de l'hémorrhagie. A quoi attribuer cette différence dans le pronostic? La théorie mécanique de la diminution de la pression intra-cavitaire pourra-t-elle nous en donner la raison? Mais dans cette dernière hypothèse, l'hémorrhagie se faisant sur toute la surface interne du kyste, devrait toujours avoir le même degré d'abondance, tandis que l'hypothèse de la piqûre d'un vaisseau plus ou moins volumineux rend plutôt compte de la nature variable du pronostic. Nous exposerons, du reste, plus en détail en parlant de la pathogénie les différentes raisons qui militent en faveur de chacune de ces deux théories.

Anatomie pathologique. —D'après les recherches récentes de Malassez et de Sinety (1), on trouve dans un kyste de l'ovaire trois enveloppes qui sont, en allant de dehors en dedans : une tunique externe de nature fibreuse en rapport avec la séreuse péritonéale; 2° une tunique moyenne qui a plutôt l'aspect d'un tissu cellulaire lâche et dans laquelle rampent surtout les grands vaisseaux du pédicule; 3° une tunique interne en rapport avec la cavité kystique et de même structure que la tunique externe.

Des fibres musculaires se rencontrent en très grande quantité, tantôt disséminées au milieu du tissu conjonctif, tantôt réunies en faisceaux dans la tunique moyenne.

Les grosses artères siègent dans la couche moyenne; elles sont sinueuses et riches en éléments musculaires. Ces artères envoient des branches qui pénètrent dans la membrane interne ou kystique, elles forment un réseau des plus riches d'où partent des capillaires qui se rendent jusque sous l'épithélium de revêtement.

On trouve, en effet, sous l'épithélium un endothélium incomplet, et un réseau capillaire; dans certains points

(1) Archives de physiologie, juillet 1878.

ce réseau est recouvert par l'endothélium, mais dans d'autres il est complètement nu et par conséquent en rapport immédiat avec les cellules de la couche épithéliale. Ce siège superficiel du réseau capillaire et la richesse de celui-ci nous rendent compte, disent MM. Malassez et de Sinety, de la facilité avec laquelle, à un moment donné, peuvent se faire des hémorrhagies. Mais la membrane interne du kyste n'est pas toujours lisse, elle présente souvent des saillies, des villosités, des végétations. Là aussi existe un réseau capillaire abondant; il en est de même des enfoncements épithéliaux et des néoformations kystiques qui possèdent un réseau spécial.

Quant aux veines, les unes accompagnent les artères et se trouvent également dans la couche moyenne; elles y jouissent d'une certaine mobilité; leurs parois sont très épaisses et très musculaires. Les autres, au contraire, rampent dans la membrane externe avec laquelle les parois se confondent, ce qui les fait ressembler aux sinus de la dure-mère.

Delpech, faisant l'autopsie d'une femme de 30 ans, morte d'une inflammation suppurative d'un kyste de l'ovaire droit, trouva dans les parois de ce kyste des artères d'un tel diamètre que dans plusieurs points il lui était possible d'introduire le doigt auriculaire.

Obs. I (inédite). — (Communiquée par M. le Dr Daupley.

Madame C..., 29 ans, mariée, Anglaise d'origine, vint consulter feu le Dr Goux pour une tumeur volumineuse de l'abdomen, qui fut reconnue être une tumeur de l'ovaire. M. le Dr Kœberlé, appelé en consultation auprès de la malade en septembre 1874, posa le diagnostic de kyste multiloculaire de l'ovaire. L'éminent chirurgien ne fut pas d'avis de faire une opération radicale et, assisté du Dr Goux, procéda à une première ponction qui n'offrit rien de particulier.

Je visitai la malade avec mon confrère M. le Dr Goux en septembre 1874 ; je la trouvai après l'opération suffisamment bien pour lui permettre au bout de quelque-temps d'accompagner son mari à Alger d'abord, où ils séjournèrent environ quatre mois de l'hiver, puis à Besançon où l'ascite commença à reparaître. De retour à Paris, à son ancien domicile, je la revis le 23 avril 1875, appelé par mon confrère. Le ventre de la malade avait des dimensions énormes, la fluctuation était à peine perceptible tellement était forte la tension communiquée aux parois du kyste par l'accumulation du liquide. Pas d'œdème des jambes. Amaigrissement, mais santé générale très bonne. Pas de maladie de cœur. Trois jours après, vers le 27 avril, il survint de la dyspnée et des troubles inquiétants se manifestent. Il fut décidé qu'on procéderait à une ponction suivie d'une injection de teinture d'iode. La ponction fut faite sur le côté droit de l'abdomen, au point culminant de la tumeur, à l'aide d'un trocart n° 16 Charrière. Une grande quantité de liquide parfaitement limpide s'échappa de façon à remplir un vase de huit litres.

Vers la fin de l'opération, au moment où le jet commençait à diminuer, le liquide changea de caractère. De limpide qu'il était, il prit peu à peu une teinle rosée de plus en plus foncée, et assez rapidement arriva au rouge rutilant. C'était du sang pur qui s'échappait par la eanule. Malgré cet écoulement, on pratiqua à l'aide de l'appareil de Potain une injection iodée. La formule employée fut la suivante :

Eau, 250 grammes.

Teinture d'iode, 100 grammes.

Iodure de potassium, 1 gramme.

Au bout de dix minutes environ, le liquide injecté fut expulsé à l'aide d'une compression légère. Il était visiblement mélangé à du sang. Nous laissâmes la malade en paix, après lui avoir prescrit du vin chaud. Cependant le ventre très déprimé après l'opération sembla reprendre petit à petit du volume, et parallèlement des symptômes généraux inquiétants se manifestèrent. Le pouls devenait petit, la face grippée et terreuse : trois heures après l'opération, vers sept heures du soir, la malade succombait.

Obs. II.—(Delpech, Chirurgie clinique de Montpellier, t. II.)

Une femme de 40 ans, mère de plusieurs enfants, ayant longtemps joui d'une forte santé, éprouva après divers symptômes ambigus que l'on ne put calmer par aucun moyen une augmentation progressive du ventre, qui avait commencé par la région iliaque gauche. Le volume devint énorme, et l'on y sentit une fluctuation manifeste : il n'y avait pas d'œdème aux membres inférieurs, et l'urine n'offrait rien d'extraordinaire. Une première ponction fut faite par le côté gauche de l'abdomen, et l'on retira par cette voie une très grande quantité de sérosité.

Douze autres ponctions furent faites avec autant de succès et aussi peu d'inconvénients : l'évacuation était facile et rapide, la malade éprouvait à peine quelques légères douleurs autour de la piqûre pendant quelques jours. Peu de temps après elle abandonnait le lit et se livrait aux occupations de son intérieur.

Une quatorzième ponction fut faite avec la même confiance que les premières, cependant après avoir vidé par la canule du trocart environ la moitié du liquide contenu, il coula d'abord de la sérosité sanguinolente, puis du sang pur. La malade eut des syncopes fréquentes et de plus en plus profondes. Elle expira au bout de quelques instants.

Delpech ajoute :

« Il est bien fâcheux sans doute qu'un fait aussi important ne soit pas accompagné de l'examen du cadavre. Cependant, dans l'état de la science, cette observation telle qu'elle est démontre assez clairement le danger inévitable de blesser dans quelques cas la matrice, ou les vaisseaux principaux de l'ovaire malade. On trouve dans les auteurs quelques faits de mort subite à la suite d'une seule ponction de l'hydropisie de l'ovaire. Il est vraisemblable que dans quelques-uns au moins, si l'autopsie cadavérique avait été faite, elle aurait montré des blessures de cette nature et un épanchement considérable de sang dans la tumeur ou dans l'abdomen.

Obs. III. — (Bulletin de la Soc. anatomique, 1860.) Observation présentée par M. Barbrau.

Adélaïde C..., âgée de 64 ans, entrée dans le service de M. Beau à l'hôpital Cochin, le 8 octobre 1856. Bonne santé antérieure, a eu plusieurs enfants, ses couches ont été toujours heureuses.

Ménopause à 45 ans.

L'affection qui l'amène à l'hôpital ne daterait que de trois à quatre mois. A son entrée nous constatons l'état suivant : constitution assez faible, un peu d'amaigrissement, face pâle, décoloration générale des téguments.

L'abdomen est volumineux et remonte très haut dans la poitrine. La peau est lisse et tendue. Les veines sous-cutanées sont légèrement dilatées. La tension du ventre est très considérable, la forme, convexe, n'est pas modifiée dans les différentes situations. La percussion nous donne de la matité dans toute l'étendue de l'abdomen, dans quelque situation qu'on mette la malade. Il y a de la sonorité au niveau de la région épigastrique. La fluctuation est évidente.

En poursuivant l'examen, nous trouvons par une palpation assez profonde à la partie inférieure gauche et aussi à droite une tumeur bosselée, dure, inégale, légèrement douloureuse, qui paraît siéger dans la fosse iliaque. Est-ce une affection cancéreuse avec ascite péritonitique subaiguë consécutive, ou encore un kyste de l'ovaire avec ou sans ascite? Telles étaient nos suppositions ; nous ne pensions pas à l'existence d'un kyste multiloculaire dont le développement eût été beaucoup plus lent. Par le toucher rectal, on sentait en avant une tumeur dure sans fluctuation aucune.

Le cœur était normal, nous ne fîmes d'abord aucun traitement afin de nous fixer par sa marche sur la nature de la maladie. Sur les instances de la malade, en présence de l'augmentation rapide du volume du ventre et de la difficulté croissante de la respiration, la ponction fut décidée. Elle fut pratiquée le 24 décembre à quatre heures du soir. On enfonça le trocart au côté droit de l'abdomen, sur le milieu d'une ligne étendue de l'épine iliaque antéro-supérieure à l'ombilic. Il pénétra sans difficulté, on le retira, et il sortit tout d'abord par la canule un liquide d'une certaine consistance, d'une couleur chocolat au commencement, puis tout à fait à la fin il s'écoula un liquide qui n'était autre chose que du sang rouge, intermédiaire au sang artériel et au sang veineux.

A ce moment, on avait retiré environ 8 à 10 litres de liquide, nous nous aperçûmes alors que la malade pâlissait étrangement. Ses lèvres se décoloraient, le pouls devenait petit et misérable. Nous arrêtâmes immédiatement l'écoulement du liquide pour chercher à ranimer la malade. Elle reprit bien un peu connaissance, mais elle ne sortit pas de son état syncopal, et elle mourut à neuf heures et demie du soir, cinq heures et demie après l'opération.

Autopsie trente-six heures après la mort. L'abdomen paraît encore tendu, mais cependant moins qu'avant la ponction. Après l'avoir ouvert, nous trouvons une tumeur volumineuse de couleur nacrée, occupant la plus grande partie du ventre. Cette tumeur n'est autre chose qu'un kyste de l'ovaire primitivement développé du côté gauche. Elle se compose d'un kyste considérable, de plusieurs autres kystes d'un volume plus petit, et d'une sorte de gâteau charnu contenant dans son épaisseur une multitude de petits kystes.

Le kyste principal qui donnait à la tumeur sa forme et qui en constituait la plus grande partie contient encore une grande quantité de liquide rougeâtre et de caillots fibrineux adhérents à ses parois. On peut parfaitement s'assurer que le trocart en pénétrant dans la poche n'a intéressé aucun vaisseau ; il n'y en a aucun vestige ni au niveau de l'ouverture, ni même à une certaine distance. Il est donc impossible d'expliquer par la ponction elle-même l'écoulement abondant du liquide sanguinolent.

A gauche et à droite de cette grande poche sont d'autres kystes plus petits au nombre de 10 à 15 : les uns sont remplis par un liquide séreux avec une sorte de bouillie blanchâtre analogue à de l'albumine concrétée, les autres contiennent du sang liquide ou en caillots ; leur volume varie de la grosseur d'une pomme d'api à celle d'une orange. La base du grand kyste est entourée par un vaisseau de la grosseur du petit doigt rempli d'un caillot noirâtre dans toute son étendue.

En arrière de ces poches est une tumeur en forme de gâteau d'une épaisseur de 8 centim. Au milieu d'un tissu blanc, fibreux, résistant, dur se trouvent une cinquantaine de petits kystes de la grosseur d'une noix : les uns contiennent un liquide tout à fait sanguin, d'autres contiennent seulement des caillots noirâtres s'écrasant sous les doigts, on en trouve qui renferment des matières solides, des matières fibrineuses, des masses gélatiniformes.

Rien dans les poumons ni dans le cœur.

Après la lecture de cette observation, M. Verneuil insiste sur quelques points relatifs à cette présentation. Les kystes ovariques sont parfois pourvus de vaisseaux très volumineux. Il a vu des veines qui atteignaient le volume du petit doigt. A voir ces masses fibrineuses, friables et rouges, on doit penser que l'hémorrhagie s'est faite d'une manière assez brusque et probablement à une époque déjà ancienne. Il faudrait donc rechercher avec le plus grand soin la disposition des vaisseaux dans les parois.

Obs. IV. — (Bulletin de la Soc. anatomique, 1867.)

Malade de 40 ans, entrée en 1866 dans le service de M. Foucher, à Saint-Antoine.

Diagnostic : kyste de l'ovaire avec ascite. Une ponction faite pour évacuer l'ascite donne issue à une notable quantité de liquide. Deux mois après, deuxième ponction du liquide ascitique dans le cul-de-sac vaginal postérieur. Un mois plus tard, une certaine amélioration s'étant produite et la malade refusant l'ovariotomie, une ponction est faite dans la tumeur. Il sort un liquide gélatineux, puis du sang.

Après plusieurs syncopes répétées, la malade succombe.

Autopsie.—Tout l'ovaire droit est converti en un énorme kyste aréolaire, parfaitement libre dans la cavité abdominale et rempli de matière colloïde et de sang.

Obs. V. —(Bulletin de la Soc. anatomique, 1867.)

Malade âgée de 66 ans, entrée dans le service de A. Richard. La tumeur date de huit ans. Elle a été ponctionnée il y a cinq ans : on en a retiré environ 30 litres de liquide. Depuis elle s'est développée lentement, mais d'une façon graduelle et continue. A son entrée on fait une deuxième ponction qui est suivie d'hémorrhagie.

Autopsie. On trouve dans la vaste poche kystique 3 litres au moins d'un liquide rouge qui, s'il est formé en partie par de la sérosité, contient pourtant du sang en plus grande proportion. L'examen de la poche ne nous permet de découvrir aucun vaisseau qui aurait été blessé par la ponction.

Cette poche est douée d'une grande vascularité et, chose remarquable, cette vascularité n'est point due à la présence d'un ou plusieurs gros troncs arrivant au kyste par son pédicule, mais la poche est en connexion vasculaire par de nombreuses voies avec les organes voisins auxquels elle adhère sur toute sa surface.

Nous donnons maintenant quelques faits brièvement indiqués par les auteurs.

Bauchet. (Mém. de l'Acad. de méd., 1859.)

Un interne des hôpitaux m'a raconté un fait dans lequel une poche ovarique a été soumise à une véritable pluie de sang à la suite d'une ponction. L'hémorrhagie fut abondante, quoique la canule eût été retirée presque immédiatement. La femme était très faible. Du sang s'épancha dans le péritoine et la malade mourut. A l'autopsie on ne trouva aucun vaisseau blessé, aucune bouche vasculaire béante dans le kyste, qui était à moitié rempli de sang pur.

Churchill. (Traité des maladies des femmes, p. 656.)

« Dans un cas, après une première ponction, la sécrétion ordinaire fut mélangée avec une quantité abondante de sang liquide. J'ai rencontré ce fait trois fois, et trois fois la malade mourut.

Boivin et Dugès. (Maladies des femmes, p. 540.)

« Quant à la ponction, il ne faut pas s'y décider à la légère. Nous avons connaissance d'un cas où une femme périt le même jour d'hémorrhagie intérieure à la suite de cette opération.

Cruveilhier. (Anatomie path. gén., t. III.)

« Je connais le fait d'une malade qui mourut presque instantanément d'hémorrhagie, il y a environ quarante ans, à la suite d'une ponction qui lui fut faite par un chirurgien célèbre de cette époque et qui avait été précédée d'un grand nombre d'autres, d'une innocuité parfaite.

Scanzoni. — (Traité des maladies des femmes, p. 307.)

Lorsque pendant ou immédiatement après la ponction l'on voit les symptômes de l'anémie augmenter rapidement, qu'il se mêle du sang au liquide qui s'écoule ou qu'il sort même du sang pur en assez grande quantité, l'on peut conclure que l'on a blessé dans la paroi du kyste un vaisseau d'un assez gros calibre et que le sang qu'il contenait s'écoule dans le kyste. Dans un cas pareil, nous avons trouvé à l'autopsie d'une femme morte trois heures après l'opération, dans la cavité du kyste, environ trois kilogrammes d'un sang moitié coagulé et moitié liquide. La tumeur était un cysto-sarcome et le trocart avait atteint la paroi kystique, dont l'épaisseur était de plusieurs millimètres, dans un endroit où les veines formaient, par leurs nombreuses anastomoses, un vrai plexus caverneux.

Et page 593 :

Il ne faut pas oublier qu'il est déjà arrivé plusieurs fois qu'en enfonçant le trocart dans la tumeur l'on a divisé des vaisseaux assez considérables situés dans les parois du kyste et qu'il en est résulté des hémorrhagies promptement mortelles, soit dans la cavité abdominale, soit dans l'intérieur du kyste lui-même. Quelquefois aussi l'on peut atteindre un des vaisseaux de l'épiploon situé entre la paroi antérieure de l'abdomen et la tumeur, comme cela nous arriva en 1851 dans un cas où nous fîmes, avec l'aide du Dr Schierling, la ponction d'un kyste multiloculaire. La malade mourut environ vingt-quatre heures après l'opération, avec tous les symptômes d'une hémorrhagie interne, et l'autopsie démontra que nous avions ouvert une veine très dilatée, située dans l'épiploon, qui adhérait à la surface antérieure de la tumeur.

Taufflieb.

CHAPITRE IV.

KYSTES DU CORPS THYROIDE.

On peut distinguer au point de vue clinique trois variétés de kystes du corps thyroïde :

1° Le goître fibreux, constitué par l'hyperplasie du tissu conjonctif;

2° Le goître vasculaire ;

3° Le goître kystique, cette dernière variété seule rentre dans notre sujet.

Tous les auteurs qui se sont occupés du traitement du goître kystique signalent l'hémorrhagie consécutive à la ponction comme un accident assez commun. Des diverses variétés d'hémorrhagies intra-cavitaires que nous avons étudiées jusqu'ici, celle-ci est assurément la plus fréquente.

Voici ce qu'en dit Nélaton. (Path. chirg., t. III.)

« Il est bon de connaître un phénomène singulier qui a été remarqué plusieurs fois à la suite des ponctions. Lorsque la canule est plongée dans la poche, elle donne d'abord issue au liquide qui y est contenu, et celui-ci peut se présenter avec les caractères que nous avons indiqués. Mais bientôt ces caractères changent ; la sérosité prend d'abord une teinte légèrement rosée qui indique son mélange avec une petite quantité de sang ; peu à peu la proportion de sang devient plus considérable, enfin lorsque le kyste est presque vide on voit s'écouler par la canule un liquide semblable à du sang artériel qui se coagule promptement. Cet écoulement qui persiste tant que la canule est en place peut être attribué à une exhalation rapide du sang artériel à l'intérieur de la poche. Il nous paraît reconnaître pour cause la soustraction de la pression excentrique qui était exercée par le liquide sur la surface interne des parois du kyste. On comprend que ce phénomène est de nature à faire naître dans l'esprit du chirurgien l'incertitude la plus profonde. Il n'appartient pas exclusivement aux kystes du corps thyroïde, il a été observé aussi dans les autres kystes de la région cervicale. »

Si nous ne nous occupons que des kystes du corps thyroïde, c'est que nous n'avons pas trouvé d'observations se rapportant aux kystes nés en dehors de cet organe. Du reste, la vascularisation extrême des tumeurs qui ont pour point de départ le corps thyroïde doit prédisposer tout particulièrement à l'accident que nous étudions.

Il est curieux de voir que Nélaton, qui pour les hémorrhagies des kystes ovariques admet la piqûre d'un vaisseau par le trocart, penche au contraire vers la théorie mécanique lorsqu'il s'agit du goître kystique.

Houel (1) défend la même opinion.

« Au moment de la ponction, dit-il, le kyste étant tendu le liquide exerce une certaine pression sur les vaisseaux dilatés qui rampent dans sa paroi, mais à mesure que le liquide séreux s'échappe, cette tension cesse. Alors les vaisseaux de la poche, dont les parois sont affaiblies au niveau des dilatations kysteuses, se rompent et un épan-

(1) Tumeurs du corps thyroïde, thèse d'agrégation, 1860.

chement sanguin, une véritable hémorrhagie, ou même une pluie de sang se produit dans le kyste. »

On se rend cependant difficilement compte comment cette diminution de tension peut avoir une action assez efficace ponr produire des ruptures vasculaires dans une cavité de capacité médiocre, comme l'est généralement celle des goîtres kystiques. L'hypothèse d'une lésion directe de quelque vaisseau soit de la paroi du kyste, soit d'une cloison est beaucoup plus admissible.

Anatomie pathologique. — Les goîtres kystiques sont uniloculaires ou multiloculaires ; on peut rencontrer dans un même goître des kystes aux différentes phases de leur développement.

La poche est tantôt mince et souple, tantôt épaisse et résistante. Les modifications que peuvent subir les parois sont intéressantes à étudier. A la suite d'un processus inflammatoire chronique elles sont souvent notablement épaissies. Elles peuvent encore être envahies par des productions denses, jaunâtres, criant sous le scapel, qu'on a décrites comme des dépôts cartilagineux quoiqu'on n'y ait pas trouvé les cellules caractéristiques de ce tissu. Bach, dans son mémoire (1), décrit même une transformation osseuse, mais il est probable qu'il ne s'agit que de dépôts calcaires ; Lucke, cependant, dans deux cas aurait trouvé les parois de ces kystes formées de substance osseuse avec lacunes osseuses et cavités médullaires.

La surface interne du kyste est généralement lisse, sa coloration varie suivant la nature du contenu. Certains auteurs admettent un revêtement épithélial, mais l'examen microscopique n'a pas confirmé son existence.

(1) Anat. path. des goîtres, Mém. de l'Académie de médecine, t. XIX.

Le liquide contenu est rarement tout à fait limpide, il est souvent de consistance albumineuse très fluide. Plus souvent encore il prend une coloration rappelant la couleur de la bile, soit une coloration brunâtre, teinte café au lait, chocolat, etc.

Observation I. — (Inédite, communiquée par M. Tillaux.)

Mme D..., atteinte d'une tumeur fluctuante occupant la partie médiane de la région sous-hyoïdienne, vint consulter M. le Dr Tillaux en octobre 1878. Le kyste présentait tous les caractères des tumeurs du corps thyroïde et s'était vraisemblablement développé aux dépens de l'isthme de la glande. La malade en éprouvait une certaine difficulté de la déglutition et désirait vivement en être débarrassée. M. Tillaux pratiqua une ponction le 4 octobre avec un trocart ordinaire, ayant préparé tout ce qui était nécessaire pour faire au besoin une injection iodée. Le kyste se vida rapidement et il s'écoula un liquide ressemblant à du café à l'eau.

Lorsqu'il se fut vidé, il arriva par la canule du sang rouge en grande abondance. M. Tillaux se hâta de retirer la canule et, en quelques instants, la poche remplie cette fois de sang avait recouvré le volume qu'elle présentait avant l'opération et même elle était plutôt tendue davantage. Il ne survint pas d'autre accident, mais la tumeur garda son même volume et la malade retourna chez elle sans qu'on lui eût pratiqué d'autre opération. L'état s'est maintenu le même depuis cette époque.

Cette observation démontre qu'à la suite d'une simple ponction, un kyste séreux peut se transformer en une de ces tumeurs sanguines décrites sous le nom d'hématocèle du cou par Michaux, de Louvain (1).

(1) Bulletin de l'Académie de Belgique, t. XI.

Obs. II. — (Delpech, Chirurg. clin. de Montpellier, t. II.)

Rose N..., célibaire, âgée de 24 ans, issue de parents sains, éprouva à l'âge de 19 ans et sans cause connue un engorgement circonscrit et indolent dans la région thyroïdienne. Rien ne put empêcher la tumeur de faire des progrès continuels et d'arriver à être plus volumineuse que la tête de la malade. Elle s'étendait depuis toute la base de la mâchoire inférieure qu'elle recouvrait jusqu'au sternum dont elle débordait en partie la face antérieure. Elle n'avait pas moins d'étendue d'un côté à l'autre; elle recouvrait le larynx et le pharynx, elle écartait les muscles sterno-mastoïdiens, les artères carotides et les veines jugulaires qui en étaient soulevées. Elle formait une saillie considérable à droite et à gauche derrière les muscles écartés, et s'appuyait presque à nu sur la partie antérieure des apophyses transverses des vertèbres cervicales.

A un nouvel examen nous remarquâmes que les deux muscles sterno-mastoïdiens étaient fortement distendus, la portion de la tumeur qui était comprise entre eux faisait une saillie distincte de la forme d'une portion de sphère et elle différait du reste par la consistance; partout ailleurs cette masse nous paraissait molle ou plutôt consistante et granulée, dans ce seul point elle était uniformément tendue, élastique et nous y sentions une sorte de fluctuation qui nous paraissait encore douteuse. Après une semaine de séjour à l'hôpital, la malade subit l'opération. Nous fîmes la ponction en enfonçant le trocart perpendiculairement à la surface extérieure, dans le milieu de l'intervalle de sterno-mastoïdiens, sur une ligne qui aurait séparé le tiers inférieur des deux tiers supérieurs de la région antérieure du cou. Il s'écoula plus de quatre litres de sérosité citrine, un peu visqueuse, mais très coulante. Pendant que ce liquide s'écoulait nous réfléchissions au parti que nous prendrions, lorsque la tumeur étant presque entièrement vidée, il vint du sang par la canule. D'abord il était en petite quantité et mêlé à ce qui restait de sérosité, peu à peu la proportion s'en augmenta, bientôt il coula pur par la canule et il devint évident qu'il remplaçait les dernières quantités de sérosité qui s'écoulaient. Le sang était rouge et manifestement artériel.

Nous essayâmes de comprimer les parties sur la canule même qui es pénétrait, et le volume de la tumeur cessa de s'accroître. Dès lors, ayant retiré la canule, nous fîmes un pli transversal composé des téguments et de la partie antérieure du kyste dans le lieu de la piqûre, et nous le donnâmes à tenir à un aide. Plusieurs d'entre eux se relevèrent de deux en deux heures pendant tout le jour, ainsi l'hémorrhagie fut suspendue, et la tumeur occupée en partie par du sang coagulé dont la proportion pouvait être le dixième de la capacité totale du kyste.

Peu de temps après, la tumeur se développa et s'enflamma, et le douzième jour de la ponction nous fîmes avec un bistouri convexe une incision d'environ deux pouces sur la face antérieure de la tumeur, parallèlement au bord antérieur du sterno-mastoïdien gauche. Le kyste était épais, rouge et injecté à sa face intérieure, fort distendu et rempli d'un mélange de sang coagulé à moitié décomposé, de sérosité rousseâtre et de pus mal élaboré. Il fut vidé entièrement, et nous y distinguâmes des bosselures inégales, consistantes.

La cavité fut remplie de tampons de charpie laissés pendant trois jours, en ayant soin de remédier à l'affaissement qu'elle subissait par l'addition journalière de nouveaux tampons. Six pansements furent faits à cinq jours d'intervalle l'un de l'autre.

La malade était complètement guérie au quatre-vingt-dixième jour.

Obs. III. — (Thèse de Patritti, 1872. Considérat. clin. sur le goître.)

T..., né à Clermont, âgé de 16 ans, s'est aperçu il y a environ six ans de la présence à la région hyoïdienne d'une petite tumeur qui s'est d'abord accrue assez lentement. Mais il y a six mois environ, sans cause appréciable, un développement rapide se manifesta.

Le malade entre à l'hôpital, dans le service de M. Fleury, à Clermont.

La tumeur occupe toute la place qu'elle a su se faire dans la région laryngo-trachéale en avant, et profondément sur les côtés de l'arbre aérien, en refoulant à droite et à gauche les deux sterno-mastoïdiens. Mais c'est surtout au niveau de la fossette sus-sternale qu'elle a acquis le maximum de développement, maintenue en cet endroit seulement par la faible résistance des sterno-hyoïdiens et sterno-thyroïdiens, elle fait en avant et en bas une saillie des plus prononcées.

Supérieurement la tumeur s'élève jusqu'au bord supérieur du cartilage thyroïde.

Dans toute son étendue, cette tumeur offre à la pression uue résistance bien caractéristique.

Mais c'est en vain que je tente d'y produire le phénomène de la fluctuation, et ce fait me paraît d'autant plus important à établir que M. Fleury, qui a de l'étude clinique du goître cystique une longue expérience, a pu parfaitement affirmer dans le cas présent qu'il sentait la fluctuation, affirmation à laquelle l'événement devait donner raison.

Le 12, au matin, M. Fleury ponctionna la tumeur à l'aide d'un trocart de 2 à 3 millimètres. Le chirurgien retira le poinçon du trocart, et par la canule il s'échappa aussitôt un liquide brun foncé assez fluide, brillant par d'innombrables paillettes de cholestérine. Une injection iodée (solution iodurée du Codex étendue de 2 parties d'eau) est introduite à l'aide d'une seringue trop petite pour que le contenu puisse remplir toute la poche, et au moment où à cette seringue trop petite on veut en substituer une plus grande, il s'écoule par la canule en même temps que le liquide injecté une certaine quantité de sang assez fluide et assez rouge. M. Fleury alors rappelle à ses élèves combien il est commun de voir du sang être fourni même en abondance par les kystes de cette nature.

Obs. IV. — (Pitha. Œsterr. Zeitchr. f. pract. Heilk, 1849.)

Une israélite âgée de 30 ans, affectée d'un goître volumineux dont elle souffrait beaucoup, de même que d'une cyanose prononcée, vint me demander de la soulager, car depuis plusieurs mois elle était en proie à une dyspnée très pénible qui augmentait avec le volume de la tumeur, à un tel point qu'elle avait failli déjà plusieurs fois mourir d'asphyxie. Je la reçus dans mon service, et après un examen minutieux je perçus à gauche de la tumeur, qui était grosse comme une tête d'enfant, une poche du volume du poing, qui était fluctuante. Je fis la ponction à ce niveau avec un trocart assez fin et je vidai une masse de 8 à 10 onces de liquide couleur chocolat. J'avais eu la précaution de faire ma piqûre entre deux veines volumineuses, à l'endroit où la paroi me paraissait le plus mince. Le soulagement fut immédiat et la malade très satisfaite. La piqûre fut recouverte de taffetas gommé. La ponction avait été pratiquée à 10 heures; une heure après je fus appelé en toute hâte auprès de mon opérée qui était près d'asphyxier. La tumeur était plus gonflée qu'avant l'opération. Cyanose et dyspnée à un degré extrême. J'introduisis une sonde creuse à travers la piqûre, mais sans résultat; le sang ne s'écoulait pas.

Je fus alors obligé de répéter la ponction avec un trocart plus gros.

Lorsque la poche fut vidée du sang qu'elle contenait, la dyspnée et la cyanose disparurent, mais l'hémorrhagie ne voulut pas s'arrêter. Des injections d'eau froide dans la poche, des applications de glace demeurèrent sans résultat. Enfin l'écoulement sanguin s'arrêta après des injections répétées de perchlorure de fer, sans toutefois s'arrêter tout à fait jusqu'à ce qu'au quatrième jour il se développa une inflammation putride qui emporta la malade épuisée au sixième jour.

Autopsie. —Le tissu cellulaire superficiel et profond du cou était infiltré d'une sanie d'une odeur infecte. Le corps thyroïde, transformé en un sac énorme dont les parois avaient l'épaisseur d'un doigt, était rempli de caillots sanguins et de pus fétide.

Après avoir enlevé les couches de substances jaunâtres et pulpeuses qui recouvraient la surface interne de la paroi, j'examinai l'endroit où avait eu lieu la ponction. Il se trouvait qu'il y avait à ce niveau une anastomose de veines grosses comme une plume de corbeau, et c'était justement le point de réunion de ces veines qui avait été traversé par le trocart.

CHAPITRE V.

PATHOGÉNIE.

Dans le courant de ce travail nous avons déjà mentionné les causes auxquelles nous croyons pouvoir attribuer la production de l'hémorrhagie. Il nous reste maintenant à les étudier de plus près et assigner à chacune d'elles la part exacte qui lui revient.

La plupart des auteurs qui signalent l'accident qui fait l'objet de ce travail, ont admis une théorie très séduisante au premier abord ; c'est la théorie iatro-mécanique fondée sur la diminution brusque de la tension intra-cavitaire résultant du fait de la ponction. Voici comment se passeraient les choses dans cette hypothèse.

Le liquide épanché dans une cavité close est soumis à une tension variable, qui dépend de la facilité plus ou moins grande que trouve la cavité à se développer et de l'activité avec laquelle il est sécrété. Cette tension a pour effet d'exercer une compression excentrique quelquefois très marquée sur les parois et sur les vaisseaux qu'elles renferment. Par le fait de l'évacuation du liquide cette tension se trouve subitement diminuée, et peut même lorsqu'on se sert d'appareils aspirateurs arriver à être négative. Il se passera donc une série de phénomènes qu'on peut énumérer dans l'ordre suivant :

a. Soustraction brusque de la pression qui s'exerçait sur la surface interne de la cavité et qui occasionnait une certaine gêne dans la circulation intra-cavitaire.

b. Afflux du sang dans les vaisseaux de la paroi cavitaire par suite d'une circulation plus facile.

c. Ces deux conditions, amenant d'une part une diminution dans l'appui que les parties ambiantes apportaient aux vaisseaux, del'autre une augmentation dans la tension du réseau vasculaire de la cavité, occasionnent la rupture des capillaires.

Cette théorie a pour elle ce fait que, dans plusieurs cas, l'autopsie n'a pu démontrer une rupture appréciable de quelque vaisseau. Mais nous aurons à examiner quelle valeur il convient d'accorder à l'examen anatomique, pratiqué dans ces circonstances.

Une autre particularité qui lui semble favorable est celle-ci. L'hémorrhagie ne s'observe qu'à la fin de la ponction. Or, si elle était due à la piqûre d'un vaisseau par la pointe du trocart au moment de son introduction, le sang se mêlerait dès le début au liquide évacué. Mais à cela on peut répondre qu'il reste toujours une canule dans la cavité, à mesure que le liquide s'écoule, la paroi qui regarde l'extrémité libre de la canule se rapproche de celle-ci, et à un moment donné, bien qu'aucune modification ne lui ait été imprimée, il pourra y avoir frottement de l'instrument contre la paroi et par conséquent déchirure d'un vaisseau. Ce mécanisme se comprend encore plus facilement, dans les cas où l'on se sert du trocart oblique de M. Dieulafoy.

Quant à la tension qui existe à la fin de la ponction, on ne peut pas dire qu'elle devient négative et que par conséquent il y a tendance au vide, lorsqu'on ne se sert pas des appareils aspirateurs ; il est évident que l'air ayant toute facilité de pénétrer par la canule, la pression intérieure sera toujours au moins égale à la pression atmosphérique.

Mais on peut se demander de plus dans l'hypothèse de la

théorie iatro-mécanique, comment il se fait que les hémorrhagies que nous étudions soient si rares ? La diminution de la pression intérieure ne suit-elle pas toutes les ponctions ? On ne voit pas pourquoi elle suffit à amener une extravasation sanguine dans certains cas plutôt que dans d'autres.

En outre, lorsqu'on pratique l'examen anatomique, ne devrait-on pas trouver des traces de cette prétendue rupture du réseau capillaire, sous forme de sugillations à la surface interne de la cavité ?

Mais faut-il refuser toute influence à cette diminution de la tension intérieure consécutive aux ponctions? Nous ne le croyons pas.

Voici en quoi elle peut intervenir :

a. Elle peut amener un certain afflux de sang dans le réseau vasculaire de la cavité où la circulation se trouvait précédemment gênée.

b. L'écoulement du sang hors d'un vaisseau situé dans une poche remplie de liquide se fait plus facilement lorsque la pression de ce liquide vient à diminuer.

Ce fait est surtout sensible pour le thorax où, comme nous le verrons, la pression peut devenir négative.

Ces deux faits constituent tout au plus une condition favorable.

La cause efficiente de l'hémorrhagie nous paraît être la lésion directe des vaisseaux par le fait de la ponction. Cette théorie a pour elle des faits établis et des raisons dont l'importance s'accroît, à mesure que l'on connaît mieux l'influence qu'exercent sur le traumatisme les diathèses et les affections organiques.

Nous allons montrer qu'elle se trouve appuyée par la plupart de nos observations.

Cavité thoracique. — La possibilité de la piqûre du poumon par la pointe de l'aiguille aspiratrice est un fait admis par tous les auteurs.

Il est en effet fréquent de voir à la fin de la ponction l'écoulement s'arrêter brusquement; puis il survient quelques gouttes de sang; quelques instants après l'écoulement reparaît. Dans l'observation de M. Proust, la quantité de sang écoulé paraît avoir été assez notable. Il est évident qu'en pareil cas le poumon est venu s'appliquer contre l'extrémité de la canule.

Dans d'autres cas l'hémorrhagie peut être attribuée à la déchirure de fausses membranes à la suite de quintes de toux ou par le fait du déplissement du poumon.

Nous avons dit que l'écoulement sanguin résultant de ces diverses causes pourra être favorisé par le fait de l'établissement d'une pression négative à la fin de la ponction.

Des expériences ont été faites pour évaluer cette tension en degrés manométriques, d'abord par M. Peyrot (1), puis quelque temps après par M. Leyden (2). Nous ne croyons pas nous écarter de notre sujet en nous arrêtant quelques moments sur ces recherches pleines d'intérêt.

Voici quelle a été la manière de procéder de M. Peyrot. Il se servit d'un tube en Y muni d'un robinet sur chacune des deux branches de bifurcation, et pouvant être monté par sa branche principale sur le trocart de l'appareil Potain.

L'une des deux branches était mise en communication avec la chambre à air raréfié de l'appareil aspirateur, l'autre était en rapport avec un manomètre à mercure.

M. Peyrot se servit de son appareil sur un malade atteint

(1) Archives de physiologie, 1876.
(2) Manometrische Messungen (Charité. Annalen, 1878.)

d'un pyo-pneumothorax consécutif à l'ouverture dans la plèvre d'un kyste hydatique du foie. Après l'introduction du trocart le manomètre fut mis en communication avec la cavité thoracique, et l'on put immédiatement constater une tension de plus de 3 centimètres de mercure.

Les mouvements respiratoires ne produisaient pas d'oscillations très notables dans la colonne mercurielle. L'opération amena l'issue d'un litre et demi de liquide, et la tension intérieure s'abaissa à 12 millimètres environ. Les oscillations produites par la respiration devinrent beaucoup plus apparentes.

Les expériences de Leyden ont été publiées en 1878. Il se servit du même appareil que M. Peyrot et arriva aux conclusions suivantes : Lorsqu'on ponctionne la cavité pleurale, et qu'on la met en communication avec un manomètre, on observe des variations de pression assez considérables, qui indiqueront le moment où il sera utile d'interrompre l'évacuation. A chaque inspiration correspond une baisse, à chaque expiration une hausse de 2 à 5 millimètres dans la colonne mercurielle. L'auteur donne le résultat de l'observation de 19 cas différents quant à la quantité et à la qualité de l'épanchement.

Pyo-pneumothorax,	au	début	de la ponction	+ 8 millim.,	à la	fin	— 10
—	—	—	—	+ 0	—	—	— 6
Pleurésie purulente,		—	—	+ 12	—	—	— 8
Pleurésie séreuse,		—	—	+ 24	—	—	— 12
—	—	—	—	+ 10	—	—	— 2
—	—	—	—	+ 4	—	—	— 20
—	—	—	—	+ 12	—	—	— 12
—	—	—	—	+ 28	—	—	— 4
—	—	—	—	+ 0	—	—	— 28
—	—	—	—	+ 4	—	—	— 8
—	—	—	—	+ 4	—	—	— 20
—	—	—	—	+ 8	—	—	— 14

Cavité abdominale. — L'observation I n'ayant pas été suivie d'autopsie ne peut pas nous servir au point de vue de la pathogénie, bien qu'elle présente un grand intérêt au point de vue clinique. Mais ne peut-on pas admettre que la canule ait blessé un vaisseau de l'épiploon par exemple ? Rappelons en outre qu'il s'agit d'un cardiaque à lésion mitrale chez lequel la tension sanguine se trouvait augmentée.

Il en est de même de la malade de l'observation II chez laquelle la maladie du cœur était accompagnée d'une lésion secondaire du foie.

L'observation III montre l'existence de fausses membranes vasculaires dans le cas de péritonite chronique : c'est là une cause toute favorable à une hémorrhagie.

Enfin les observations IV et V montrent bien l'influence que peuvent avoir les maladies générales sur la gravité du traumatisme. M. Faucher rapporte dans sa thèse (1) l'histoire d'un malade chez lequel l'application de 6 sangsues produisit un écoulement de sang qu'on ne put arrêter que treize heures après. L'affaiblissement fut si grand, que le malade tomba en syncope et y resta près d'une demi-heure. On ne doit donc pas s'étonner si la piqûre d'un vaisseau par le trocart ou l'extrémité libre de la canule peut occasionner une hémorrhagie mortelle.

Kystes de l'ovaire. — Nous avons vu que jusqu'à présent la théorie iatro-mécanique n'était nullement démontrée pour les hémorrhagies qui se produisent dans les cavités pleurale et abdominale. Pour les kystes de l'ovaire, elle semble reposer sur des bases plus sérieuses. Il existe en

(1) Loco citato.

effet quelques autopsies (obs. III, V, cas cité par Bauchet) où l'on n'a pu trouver aucune rupture de quelque vaisseau important. Mais l'examen anatomique a-t-il été pratiqué avec un soin assez minutieux? Pour pouvoir nier absolument toute lésion de cette espèce, il eût fallu faire une injection dans les vaisseaux volumineux qui rampent sur la paroi des kystes ovariques; alors seulement on pourrait obtenir une démonstration certaine de la théorie. N'est-il pas plus logique d'admettre une piqûre par l'extremité libre de la canule? Lorsque la plus grande partie du liquide est évacuée la poche revient sur elle-même et la canule peut butter contre la paroi située en face d'elle. Dans d'autres cas c'est un vaisseau d'une cloison du kyste qui peut être atteint par l'instrument; nous remarquons du reste que la plupart de nos observations se rapportent à des kystes multiloculaires. Dans l'observation V on signale une grande vascularité de la poche qui se trouvait en connexion vasculaire avec les organes voisins.

Enfin le fait de Scanzoni montre la possibilité de la lésion d'un vaisseau de l'épiploon.

Kystes du corps thyroïde. — Ici, plus que partout ailleurs, la théorie de la lésion directe paraît évidente. On sait en effet que les parois d'un goître kystique sont riches en vaisseaux, et que de nombreuses cloisons peuvent diviser la cavité. On peut du reste observer de petites hémorrhagies dans des ponctions exploratrices où l'on ne retire par conséquent qu'une quantité insignifiante de liquide.

L'observation IV démontre bien le mécanisme dont nous parlons.

CHAPITRE VI.

TRAITEMENT.

Lorsque le chirurgien se trouve en présence de l'accident que nous avons étudié, et qu'il s'agit d'une cavité spacieuse comme la cavité abdominale ou un kyste ovarique, quelle est la conduite à tenir?

La première indication est toujours d'interrompre l'écoulement du liquide en retirant la canule. Les autres soins ne diffèrent pas de ceux exigés pour toute hémorrhagie interne: applications froides sur le ventre, immobilité absolue dans la position horizontale, potion stimulante, etc. Ces moyens, malheureusement, resteront trop souvent impuissants.

Nous avons vu que l'hémorrhagie qui accompagne la thoracentèse ne présente pas d'ordinaire d'accidents graves.

Cependant pour éviter cette complication on aura soin de ne pas pousser jusqu'aux dernières limites l'aspiration faite dans la cavité pleurale.

Pour les kystes du corps thyroïde les indications sont variables. Si après l'enlèvement de la canule le liquide cesse de s'écouler, on se trouvera dans les conditions opératoires d'un hématocèle du cou. Si l'hémorrhagie ne s'arrête pas après quelques tentatives de compression modérée sur la tumeur, il ne faut pas hésiter à ouvrir celle-ci par une large incision. On videra la poche du sang contenu, et on la remplira de tampons de charpie pour la faire suppurer.

Les déductions pratiques à tirer de l'étude que nous venons de faire sont les suivantes :

1° Il faut éviter de se servir d'aiguilles obliques dans la paracentèse.

2° Il ne faut pas chercher à évacuer le liquide jusqu'aux dernières gouttes.

CONCLUSIONS.

1° Il peut survenir des hémorrhagies internes à la suite de la ponction de quelques cavités closes.

2° Les hémorrhagies, lorsqu'elles surviennent dans une cavité spacieuse, peuvent entraîner rapidement la mort du malade.

3° Le mécanisme de l'hémorrhagie est complexe : de sérieuses réserves doivent être faites au sujet de la théorie iatro-mécanique.

4° Il faut avoir soin, lorsqu'on pratique une ponction, de ne pas pousser l'évacuation jusqu'aux dernières limites.

Paris. — A. PARENT, imprimeur de la Faculté de Médecine, rue M.-le-Prince, 29-31.

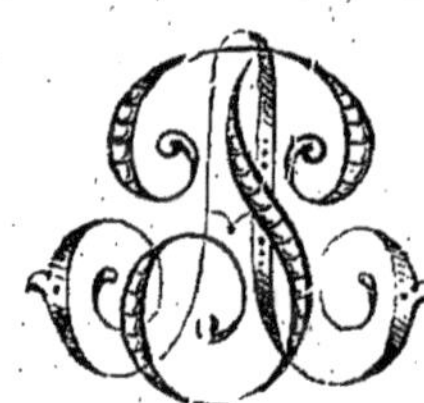